Ratgeber: Chakren für Anfänger – Chakren verstehen – Geistiges Heilen durch Meditation

Ratgeber: Chakren für Anfänger – Chakren verstehen – Geistiges Heilen durch Meditation

In diesem Ratgeber erfährst Du alles Wissenswertes rund um die Themen Chakren, Geistiges Heilen und Meditation. Auch oder gerade, wenn du dich noch nie mit diesem Gebiet beschäftigt hast, kann dir dieser Ratgeber hilfreiche Informationen darüber liefern, was es mit diesen Themen auf sich hat.

Was sind Chakren?

Das Wort Chakra kommt aus der alt-indischen Sprache Sanskrit und bedeutet wörtlich Kreis, Diskus oder Rad. Die Pluralform lautet Chakren. Der Ursprung des Konzepts liegt im tantrischen Hinduismus und im tantrisch-buddhistischen Vajrayana. Das Konzept der Chakren geht davon aus, dass jedes Chakra ein runder Energiekörper ist, der sich wie ein Propeller ständig dreht. Die Energie, von der wir hier sprechen ist die universelle Lebensenergie, die im Sanskrit Prana genannt wird. Da sich die Chakren ständig drehen, wird die Energie ins Innere der Kreise gezogen und anschließend über die Nadis (feine Energiekanäle) im ganzen Körper verteilt. Chakren beschreiben dabei die verschiedenen Zentren von Energie im menschlichen Körper, die zwischen dem physischen und dem feinstofflichen Körper liegen und diese beiden Welten verbinden. Im Prinzip greifen die Chakren sämtliche Lebensthemen auf. Auch das Yoga, das Reiki, Qigong oder Taichi und einige esoterische Richtungen greifen das Konzept der Energiezentren auf. Denn im Prinzip bezeichnen sowohl das Prana im Yoga, das Chi in Tai Chi, das Qi in Qigong oder das Ki in Reiki die universelle Lebensenergie.

Ein Überblick über die sieben Hauptchakren

Im menschlichen Körper gibt es tausende von Energiezentren. Dazu gehören auch die sieben Hauptchakren, die eine besondere Rolle einnehmen und deswegen in diesem Beitrag näher erklärt werden. Die Hauptchakren verteilen sich senkrecht entlang der Wirbelsäule und symbolisieren die Hauptenergiezentren des Menschen. Von oben nach unten lauten die Namen der Chakren:

- Sahasrara Chakra oder Scheitelchakra oder Kronenchakra
- Ajna Chakra oder Stirnchakra oder Drittes Auge
- Vishuddhi Chakra oder Kehlkopfchakra
- Anahata Chakra oder Herzchakra
- Manipura Chakra oder Nabelchakra
- Svadhishthana Chakra oder Sakralchakra
- Muladhara Chakra oder Wurzelchakra

Die einzelnen Chakren mit ihren Eigenschaften werden weiter unten noch genauer beschrieben. Die Variante der sieben Hauptchakren ist heute – vor allem im Yoga – einer der gebräuchlichsten Varianten. Es sei aber gesagt, dass es auch noch viele andere Varianten gibt. Allen Chakren gemein ist, dass ihnen eine bestimmte Farbe und eine bestimmte Anzahl von Lotusblütenblättern zugeordnet sind. Außerdem ist jedem Chakra ein bestimmter Gott, ein bestimmtes Symbol, eine bestimmte geometrische Form zugeordnet. Auch Düfte, Steine, Klänge und Farben sind chakrenspezifisch. Auch die einzelnen Elemente, wie Feuer, Wasser, Erde, Luft und Äther werden den Chakren zugeordnet. Die Chakren haben einen enormen Einfluss auf das körperliche, psychische und seelische Wohl eines Menschen. Chakren können zwei Extreme annehmen. Sie können blockiert oder geöffnet sein. Je nach Zustand hat das enormen Einfluss auf Emotionen, Gefühle und Befinden. Man geht davon aus, dass zum Beispiel Angst zu Blockaden der Chakren führt. Ist ein Chakra einmal blockiert, verstärkt dies das Gefühl von Angst und ein Teufelskreis beginnt. Deswegen ist es zum Beispiel ein großes Ziel des Yoga Chakren zu harmonisieren und zu öffnen und die Energie des Menschen zum Fließen zu bringen. Sind alle Chakren harmonisiert und liegen keine Blockaden vor, geht man davon aus, dass es dem Menschen psychisch, physisch und seelisch gut geht. Hat es ein Mensch geschafft, dass das oberste Chakra vollständig geöffnet ist, hat er nach der Lehre des Buddhismus und des Hinduismus Erleuchtung erlangt. Denn seine Lebensenergie (das Prana) kann ungestört fließen und die Einheit zwischen feststofflichem und feinstofflichem Körper ist wiederhergestellt.

Der Begriff Kundalini

Ein weiterer wichtiger Aspekt des Chakren-Konzepts ist die Kundalini. Vielleicht hast du schon einmal etwas von Kundalini-Yoga oder von der Kundalini-Schlange gehört. Kundalini ist dabei eine Kraft, die jedem Menschen innewohnt. Diese Kraft wird sinnbildlich als zusammengerollte Schlange dargestellt. Dabei ruht die Schlange im unterem Chakra, dem Muladhara-Chakra. Wird die Kundalini-Energie erweckt kann sie bis in das Kronenchakra aufsteigen und führt dort zur Erleuchtung.

Chakren in verschiedenen Kulturen

Chakren finden in verschiedenen Kulturen und Schriften Erwähnung. So kommen Chakren zum Beispiel in den vedischen Upanishaden und anderen vedischen Schriften vor. Das sind philosophische Schriften aus dem Hinduismus. Unter den tantrischen Schriften sind es vor allem die Gorakshashatakam, Sat-Chakra-Nirupana und Padaka-Pancaka, die sich mit den Chakren beschäftigen.
Neben den Buddhisten und den Hinduisten findet sich innerhalb von Asien auch in der Bön-Religion Tibets ein System der Chakren. Dieses System hat allerdings nicht sieben, sondern fünf Chakren. Auch außerhalb Asiens findet sich das Konzept der Chakren in verschiedenen Kulturen. So hatten die alten Inka in Südamerika ein System, das aus neun Chakren bestand. Sieben dieser neun Chakren entsprechen dem Chakren-System des Buddhismus. Auch die Hopi, die afrikanischen Zulu und die Cherokee-Indianer Tsalgi hatten so etwas wie energetische Chakren-Systeme.

Möglichkeiten, um Chakren positiv zu beeinflussen

Wie bereits erwähnt, wirken sich ausbalancierte Chakren sehr positiv auf viele Arten in unserem täglichen Leben aus. Weiter oben wurde auch bereits erklärt, welche Dinge konkret auf die Chakren wirken. Dieser Abschnitt erklärt, wie die Dinge wirken.
Die gängigsten Mittel und Methoden sind die Folgenden:

- Yoga
- Mediation

- Farben
- Klänge
- Düfte und Räuchern
- Edelsteine
- Symbole und Energiebilder

Edelsteine und Chakren

Chakren und Edelsteine bzw. Heilsteine haben eine große Gemeinsamkeit: Beide haben eine bestimmte Schwingung. Aus diesem Grund können Chakren durch Edelsteine stimuliert werden. Dabei muss man die spezifische Schwingung des Steines auf das Chakra wirken lassen. Hat man den richtigen Stein gewählt, geht das Chakra in Resonanz mit dem Stein und wird dadurch belebt, aktiviert und angeregt. Besonders gut funktioniert das bei Berührung des Steins mit dem jeweiligen Körperteil. Dabei können die Heilsteine sowohl an der Vorderseite des Körpers als auch an der Rückseite aufgelegt werden. Man kann die Steine allerdings auch einfach bei sich tragen. Die Wirkung ist zwar schwächer als wenn man sie direkt auf die betroffene Körperstelle legt, aber durch die Tragedauer entfalten die Steine ebenfalls eine Wirkung. Viele Menschen tragen besondere Heilsteine als täglichen Schmuck, Amulette oder Glücksbringer. Oder sie haben bei Bedarf den passenden Stein in der Hosentasche. Eine andere Möglichkeit, die Wirkung von Steinen zu erhalten, ist es Steinwasser zu trinken.
Hier ist noch einmal eine Übersicht über die Chakren und die jeweiligen passenden Heilsteine:

- Wurzelchakra: Roter Jaspis, roter Achat, Granat, Rubin
- Sakralchakra: Beryll, Karneol, oranger Jaspis, Citrin, aber auch orangefarbener Mondstein
- Nabelchakra: gelber Bernstein, Calcit, Tigerauge, Topas, gelber Turmalin
- Solarplexus Chakra: Tigerauge, Bernstein, Topas, Calcit, gelber Turmalin, sowie Citrin
- Herzchakra: Saphir, Aventurin, Chrysokoll, Jade, Moosachat, Olivin und Smaragd besonders gut zu ihm passen

- Kehlkopfchakra: Aquamarin, blauer Achat, Chalzedon, Chrysokoll, Disthen, Larimar, Türkis und Apatit
- Stirnchakra: Lapislazuli, Sodalith, Azurit, Amethyst, Saphir und Fluorit

Chakren und die Symbole

Neben den Farben, Edelsteinen und Düften spielen auch Symbole eine wichtige Rolle in Bezug auf Chakren. Dabei unterscheidet man zwischen den Formen aus der Geometrie und anderen Symbolen. Jedes Chakra hat dabei sein eigenes Symbol und sein eigenes Element aus der Geometrie. Sie stehen aber immer in Verbindung mit den Eigenschaften des Chakras und auch seiner Wirkung.
Jedem Chakra wird ein bestimmtes Element zugeordnet. Dieses Element verstärkt die Wirkung oder hilft dabei Blockaden zu lösen oder das Chakra auszugleichen. Die Symbole werden häufig im Bereich der geistigen Heilung oder der Reinigung von Chakren eingesetzt. Sie können als Werkzeug verstanden werden, um Chakren zu aktivieren, zu öffnen und auszugleichen. Das kann gerne in Kombination mit Farben, Düften und Klängen geschehen. Ein Grundsymbol der Chakren ist die Lotusblüte. Neben den hier genannten Symbolen wird eine bestimmte Form der Lotusblüte jedem Chakra zugeordnet. Dabei verkörpert der Lotus viele Eigenschaften, die auch die Chakren haben. Der Lotus hat feste Wurzeln, die ihn nähren und Stabilität bieten. Die Blüte des Lotus ist wundervoll, vollkommen und strahlend. Und auf dem Weg von der Wurzel bis zur Blüte durchläuft der Lotus viele verschiedene Phasen. Diese Phasen gleichen der Transformation von der Wurzel im Schlamm bis zur reinen Blüte, an der jegliches Wasser und jeglicher Schmutz abperlen kann. Die Lotusblüte versinnbildlicht deshalb die spirituelle Entwicklung eines Menschen. Hier sind die einzelnen Elemente aus der Geometrie pro Chakra dargestellt. Interessant ist, dass diese Formen alle so in der Natur nicht vorkommen, aber dennoch eine bestimmte Bedeutung haben. Das Quadrat steht beispielsweise für die Abgrenzung, der Kreis für die Vollkommenheit.

- Wurzelchakra: Doppelpyramide
- 2. Chakra: Der Würfel
- 3. Chakra: Die Pyramide
- 4. Chakra: Der Zylinder
- 5. Chakra: Der Zylinder
- 6. Chakra: der Kegel
- 7. Chakra: Die Kugel

Und dann gibt es noch eine andere Zuordnung von Symbolen:

- Wurzelchakra: Quadrat
- Sakralchakra: Mondsichel

- Nabelchakra: Das Dreieck
- Herzchakra: Hexagramm
- Kehlkopfchakra: Der Kreis
- Stirnchakra: Zwi Blütenblätter als Teil des geflügelten Kreises
- Kronenchakra: Die Lotusblüte

Die sieben Hauptchakren

Wie erwähnt, geht man im Hinduismus und Buddhismus von sieben Hauptchakren aus. Jedes Chakra hat spezifische Charakteristika und Bedeutungen. Im folgenden Abschnitt wird jedes der sieben Chakren näher beschrieben. Es geht auch darum, welche Wirkungen ein blockiertes und ein offenes Chakra auf den menschlichen Körper, die Seele und die Psyche haben. Außerdem geht es darum, wie diese Blockaden aufgelöst werden können und wie dabei Heilsteine, Klänge, Symbole, Farben oder bestimmte Asanas oder Atemübungen aus dem Yoga helfen können.
Außerdem hat jedes Chakra auch ein eigenes Mantra. Mantras kommen ebenfalls aus dem Sanskrit. Das Wort Mantra bedeutet wörtlich Spruch oder Gebet. Mantras entfalten ihre Wirkung, indem man sie laut rezitiert. Das Rezitieren ist deshalb ein fester Bestandteil von spirituell ausgerichteten Yogakursen. Mantras haben eine bestimmte Energie und Schwingung und wirken deswegen auch auf Chakren. Im folgenden werden die einzelnen Chakren von oben nach unten näher beschrieben.

Das Wurzelchakra/Muladhara Chakra

Das Wurzelchakra ist das unterste der sieben Hauptchakren. Es liegt räumlich gesehen am Beckenboden/Damm zwischen dem Anus und den Geschlechtsorganen. Es wird als vierblättriger tiefroter Lotus symbolisiert. Die Sinnesfunktion, die dem Wurzelchakra zugeordnet wird, ist das Riechen und die passenden Düfte sind Zeder und Nelke. Das Grundprinzip des Chakras ist der körperliche Wille zum Sein. Das steht im Gegensatz zum spirituellen Willen des Seins, das durch das siebte Chakra verkörpert wird. Das Element des Wurzelchakras ist die Erde. Das passt perfekt zu den Themen, die das Wurzelchakra verkörpert. Denn es geht um Stabilität (Erdung) und Sicherheit. Deswegen ist auch alles Feste im Körper im Bezug zum Wurzelchakra zu sehen. Dazu gehören die Knochen, die Wirbelsäule und die Zähne. Aber auch das Blut, der Darm und die Nebennieren gehören in den Wirkungsbereich des Muladhara-Chakra.
Kommt es zu einer Blockade des Wurzel-Chakras hat dies weitreichende Folgen für Körper und Geist. Denn es kann zu Unsicherheit und Trägheit und im schlimmsten Fall sogar zu Existenzängsten kommen. Außerdem äußern sich Blockaden des Chakras in übersteigertem Materialismus und einem Anhaften an Gegenständen.
Im körperlichen Bereich manifestieren sich Blockaden im Bereich der Knochen oder des Darmes. Auch bei Problemen des Blutdrucks und bei Gewichtsproblemen können Blockaden des Wurzelchakras die Ursache liefern, da es im Zusammenhang mit dem Blutsystem und dem Darm steht.
Ist das Chakra hingegen offen und ausbalanciert, strahlt der Mensch mehr Selbstbewusstsein und Stabilität aus. Die Durchsetzungskraft ist höher und insgesamt strahlt der Mensch mehr Lebensenergie aus. Auf der körperlichen Ebene äußert sich ein ausbalanciertes Wurzelchakra in einer guten Verdauung.

Das Chakra unterstützen

Möchte man das Chakra anregen oder harmonisieren, gibt es verschiedene Hilfsmittel und Methoden. Die Verwendung eines kräftigen Rots kann dies zum Beispiel unterstützen. Das können rote Kleidungsstücke oder Accessoires sein. Wie erwähnt, wirken der Duft von Zeder und Nelke ebenfalls anregend und können als Duftöl eingebracht werden. Oder sie verteilen ein paar Nelken oder Zedernholz bei sich zuhause und riechen immer wieder daran und halten dabei kurz inne, um den Duft wirken zu lassen. Möchten Sie Edelsteine zur Unterstützung einsetzen, sind das ebenfalls Steine in einem leuchtenden rot. Zum Beispiel der Achat, der Blutstein, der Blutjaspis, ein Granat, eine rote Koralle oder ein Rubin.

Chakren können auf vielfältige Weise angesprochen werden. Neben den bereits erwähnten Methoden, können dabei auch Mantren helfen. Denn jedem Chakra ist ein Mantra zugeordnet. Für das Wurzelchakra ist es das „LAM".

Und wer sein Wurzelchakra mit Asanas unterstützen möchte, sollte sich für die folgenden Übungen aus dem Yoga entscheiden:

- Tadasana (der Berg). Tadasana steht für Stärke und Stabilität und kann deswegen das Wurzelchakra günstig beeinflussen.
- Katze-Kuh-Übung
- Baddha Konassana (der Winkelsitz)
- Der Kranich

Die passende Atemübung ist die klassische Wechselatmung (Nadi Shodana), bei der abwechselnd ein Nasenloch mit den Fingern verschlossen wird. Um das Chakra zu verschließen, aktivieren sie das Mula Bandha. Bandhas sind natürliche Verschlüsse im Körper, die zu bestimmten Zwecken genutzt werden. Schließt man zum Beispiel das Mula Bandha wird das Prana im Körper nach oben gezogen.

Das Sakralchakra/ Svadisthana Chakra

Das zweite Chakra von unten ist das Sakralchakra oder in Sanskrit Svadisthana-Chakra. Es liegt auf der Höhe der Geschlechtsorgane. Das Sakralchakra wird als sechsblättriger Lotus dargestellt. Seine Farbe ist orange. Die Lage nahe der Geschlechtsorgane hat auch etwas mit dem Zweck dieses Chakras zu tun. Denn es bezeichnet die Fortpflanzung des Seins. Das ist allerdings nicht nur körperlich, sondern genauso schöpferisch zu verstehen. Die zugeordnete Funktion ist das Schmecken und das Element ist das Wasser. Die Themen, die das Chakra prägen, sind die Sexualität und die Lebensfreude. Aber auch ungefilterte Emotionen gehören zum Bereich dieses Chakras.
Der körperliche Fokus liegt ganz klar auf dem Raum rund um das Becken, die Geschlechtsorgane und die Hüfte. Bei der Hüfte ist es vor allem der Hütfbeuger, der im Bezug zum Chakra steht. In der Hüfte werden sehr viele Emotionen gespeichert, was mit dem Svadisthana-Chakra zusammenhängt. Bei den Frauen sind es außerdem die Eierstöcke und beim Mann die Prostata und die Hoden, die dem Chakra zugeordnet werden. Und auch die Zunge gehört zum Bereich des Chakras. Daneben sind die verschiedenen Körpersäfte, wie Lymphe, Blut, die Verdauungssäfte und auch das Sperma dem Chakra zuzuordnen. Ist das Sakralchakra blockiert äußert sich das in starken Emotionen, wie Wut, Traurigkeit, aber auch Aggressivität. Und auch Suchtverhalten kann mit einer Dysfunktion in Verbindung gesetzt werden. Ist das Chakren hingegen ausbalanciert hat die Person Freude am Leben, ein gesundes Selbstwertgefühl und fühlt sich emotional ausgeglichen.

Das Chakra unterstützen

Das Mantra zur Aktivierung ist das „VAM". Verschlossen wird das Chakra mit Uddiyana Bandha. Passende Düfte sind der süßlich-holzige Duft der indonesischen Ylang Ylang-Pflanze und Sandel. Edelsteine, die das Chakra positiv beeinflussen sind, die orangen Steine Karneol und Mondstein.
Für dieses Chakra sind folgende Asanas geeignet: Der Ausfallschritt, die dynamische Schulterbrücke, die Taube und die Vorbeuge (Utanassana)
Die beste Atmungsübung, um das Chakra zu harmonisieren, ist die tiefe Bauchatmung.

Nabelchakra/Manipura Chakra

Das Manipura Chakra wird auch als Nabelchakra bezeichnet und befindet sich zwischen Bauchnabel und Brustbein, etwa auf Höhe des Solarplexus. Deswegen wird es auch manchmal als Solarplexus Chakra bezeichnet. Manipura bedeutet wörtlich Stadt der Juwelen. Auch dieses Chakra wird durch einen Lotus symbolisiert. Allerdings hat dieser Lotus bereits zehn Blätter. Die Farbe des Nabelchakra ist ein leuchtendes Gelb. Die Sinnesfunktion, die dem Chakra zugeordnet ist, ist das Sehen. Das Element ist das Feuer. Die Grundausrichtung dieses Chakras ist die Ausgestaltung des Seins. Deswegen sind die verwandten Themen Selbstwirksamkeit, Willenskraft und Durchsetzungsvermögen. Es geht also darum etwas zu schaffen und zu gestalten. Bei diesem Chakra geht nicht mehr nur um das Sein, sondern um das Ausdrücken und Gestalten. Im Körperlichen steht das Chakra für den unteren Rücken und die Bauchhöhle. Außerdem hat es einen engen Bezug zum vegetativen Nervensystem und aus diesem Grund auch Ansatzpunkte für Leber, Bauchspeicheldrüse, Milz, Magen und Verdauungssystem. Eine Blockade des Chakras äußert sich in innerer Unruhe, genereller Unzufriedenheit, dem Zwang alles kontrollieren zu müssen, Rücksichtslosigkeit und Materialismus. Ein ausbalanciertes Chakra hingegen steht für innere Ruhe und Harmonie, Frieden und Gelassenheit.

Das Chakra unterstützen

Die Aktivierung des Nabel-Chakras erfolgt mit dem Mantra „RAM". Die Düfte, die zum Manipura Chakra passen sind Lavendel, Rosmarin und Bergamotte. Als Edelsteine können Tigerauge, der gelbliche Edeltopas, Zitrin und Bernstein angewandt werden.
Aus dem Yoga empfehlen sich die folgenden Asanas: Die halbe Vorbeuge, der Bogen (Dhanurasana), das Boot (Navasana) oder der Handstand (Vrikshasana). Während der halbe Vorbeuge noch eher eine gemäßigte Übung ist, sind der Bogen, das Boot und der Handstand fordernde Übungen, an die man sich langsam herantasten sollte. Und auch die passende Atemübung ist eine starke Übung. Denn das Nabelchakra sollte mit der Feueratmung (Kapalabati) angeregt werden.

Herzchakra/Anahata Chakra

Das Herzchakra wird durch einen zwölfblättrigen Lotus symbolisiert. Es wird auf Höhe des Herzen lokalisiert. Die Farbe des Herzchakra ist grün. Es wird durch den Tastsinn und das Element Luft symbolisiert. Die Grundprinzipien des Anahata Chakra sind Liebe, Hingabe, Nähe und Verbindung.
Körperlich hat das Chakra seinen Hauptbezug zum Herz. Aber auch der obere Rücken mit dem gesamten Brustkorb und der untere Lungenbereich sind damit verbunden. Zudem hat es Auswirkungen auf den Blutkreislauf, die Haut und die Thymusdrüse. Blockaden des Herzchakra äußern sich vielfältig. So stehen Gefühle der Trennung und Negativität in Verbindung mit einem blockierten Herzchakra. Aber auch Depressionen können dadurch verursacht werden. Des Weiteren werden Unausgeglichenheit, Zweifel und Unsicherheit mit einem dysfunktionalen Herzchakra assoziiert. Ist das Herzchakra hingegen ausbalanciert, führt dies zu einer Reihe positiver Eigenschaften. Denn Menschen mit einem offenen und harmonischem Anahata Chakra sind hilfsbereit, zeigen Mitgefühl, Wärme und Herzlichkeit. Außerdem sind sie von Grund auf fröhlich und strahlen Wärme, Optimismus und Zuversicht aus.

Das Chakra unterstützen

Und auch das Herzchakra lässt sich auf ganz unterschiedliche Arten und Weisen aktivieren. Das passende Mantra ist das „YAM". Der passende Duft ist Rosenöl und als Edelsteine eignen sich Jade, Smaragd, Kunzit und Rosenquarz.

Wer Yoga-Übungen nutzen möchte, sollte vor allem Rückbeugen einsetzen. Denn Rückbeugen stehen stellvertretend für die Herzöffnung. Denn der Übende macht sich weit und legt sein Herz offen dar. Beginne am besten mit einer leichten Rückbeuge. Diese Übung ist im Prinzip für jeden machbar. Auch die Schulterbrücke (Setu Bandhasana) ist eine Asana, die den meisten Menschen noch leichtfällt. Und wer bereits geübt ist und sich an anspruchsvollere Asanas wagen möchte, dem sei das volle Rad (Chakrasana) empfohlen.
Die leichte Drehung im Sitzen ist zwar keine Rückbeuge, aber auch sie kann zur Aktivierung des Herzchakra verwendet werden.
Die passende Atemübung ist die Brustatmung.

Kehlkopf-Chakra / Vishuddha Chakra

Das Kehkopfchakra wird als Lotus mit 16 Blättern symbolisiert. Die Symbolfarbe ist ein helles blau. Das Vishuddha Chakra ist zwischen dem Kehlkopf und der Halsgrube lokalisiert. Sein Element ist der Äther. Es steht für die Themen Klarheit und Kreativität, aber auch für Kommunikation und Wahrheit. Das zugrundeliegende Prinzip ist die Resonanz des Seins. Körperlich steht es vor allem mit dem oberen Teil des Körpers rund um Hals, Nacken, Ohren und Kiefer in Verbindung. Aber auch die Stimmbänder, die Luftröhre und die Bronchien sowie der obere Bereich der Lunge stehen in Zusammenhang mit dem Kehlkopf-Chakra. Auch die Speiseröhre, die Schilddrüse und die Arme stehen in Verbindung mit ihm.
Wenn das Chakra blockiert ist, hat dies eine Reihe negativer Auswirkungen. Es führt zu einem Gefühl der Isolation und Verschlossenheit. Auch Schüchternheit und Blockaden in der Kommunikation können auftreten. Insgesamt führt es zu einem schwierigen Umgang mit anderen Menschen und unsicherem Verhalten. Hinzu können Angepasstheit und Rationalismus kommen. Menschen mit einem blockierten Kehlkopf-Chakra können oft ihre Kreativität und ihre Ausdrucksstärke nicht mehr nutzen. Ist das Kehlkopf-Chakra hingegen ausbalanciert, sind diese Menschen sehr inspirierend. Sie können ausgezeichnet kommunizieren, handeln selbstbestimmt und agieren unabhängig. Zudem handeln sie integer und können sich im zwischenmenschlichem Bereich gut ausdrücken.

Das Chakra unterstützen

Will man das Kehlkopf-Chakra aktivieren, eignet sich das Mantra „HAM“. Um das Chakra zu verschließen wendet man Jalandhara Banda an. Als Duft eigenen sich Pflanzen, die traditionell bei Beschwerden des Hals- und Rachenraumes angewendet werden und zwar Salbei und Eukalyptus. Passende Edelsteine sind die bläulichen Steine Chalcedon, der Türkis und der Aquamarin.

Asanas, die auf das Kehlkopfchakra wirken haben ihren Fokus auf der oberen Körperhälfte. Eine einfachere Variante ist der Schulterstand (Sarvangasana). Die intensivere Variante ist der Kopfstand (Shirshasana). Da diese Asana sehr fordernd ist, sollte sie nur von geübten Menschen und mit ausreichend Vorbereitung durchgeführt werden. Denn der Kopfstand ist eine sehr intensive Asana und hat deswegen auch einige Ausschlusskriterien. Auch wenn der Kopfstand als Königin der Asanas bezeichnet wird, ist es kein Muss ihn zu üben. Manche Yoga-Richtungen verzichten sogar ganz auf den Kopfstand. Richtig vorbereitet und geübt, kann der Kopfstand jedoch tolle Wirkungen entfalten. Sanftere Übungen, um das Kehlkopfchakra anzuregen sind Nackenkreise oder der Hund (Adho Mukha Svanasana).

Eine Atmung, die förderlich auf das Kehlkopfchakra wirkt, ist die Ujayii Atmung, die auch als siegreiche Atmung bezeichnet wird. Dabei atmet man bewusst über den Kehlkopf ein und aus.

Stirn-Chakra / Drittes Auge / Ajna Chakra

Das Stirnchakra (oder Drittes Auge) wird durch einen Lotus mit 96 Blättern dargestellt. Seine Farbe ist silbern oder ein leuchtendes indigoblau. Lokalisiert wird das Chakra im Raum zwischen den beiden Augenbrauen. Daher kommt auch der Name „Drittes Auge“. Die Themen des Chakras passen zu seinem Ort, denn es handelt sich um das Sehen. Dabei ist nicht nur das Sehen mit den Augen gemeint, sondern auch die höhere Einsicht oder Erkenntnis und die Spiritualität und Intuition im Allgemeinen. Das Grundprinzip ist die Erkenntnis des Seins.
Seinen körperlichen Bezug hat das Chakra vor allem zum Gesicht mit seinen Sinnesorganen. Hier sollen vor allem die Augen, die Nase und die Nebenhöhlen sowie die Ohren genannt sein. Aber auch das zentrale Nervensystem und die Hirnanhangsdrüse (Hypophyse) sowie das Kleinhirn werden zu ihm in Bezug gebracht.
So äußern sich Blockaden des Chakras in einer Kopflastigkeit sowie im schlimmsten Fall in totaler Isolation sowie im Realitätsverlust. Wer dagegen über ein ausbalanciertes Drittes Auge verfügt, kann seine Spiritualität, seiner Phantasie und seinen Idealismus komplett ausleben. Er oder sie hat einen wachen Verstand und verfügt über ein hohes Bewusstsein.

Das Chakra unterstützen

Um das Chakra per Mantra zu aktivieren, sollte man das Mantra „KHSAM“ nutzen. Als Düfte eignen sich die feinen Noten von Minze und Jasmin. Die passenden Edelsteine sind der indigoblaue Saphir, der Lapislazuli und der Sodalith.
Asanas zur Aktivierung sind der Löwe und der Kopfstand. Dabei gilt für den Kopfstand das bereits im vorigen Abschnitt beschriebene.

Kronen-Chakra / Sahasrara Chakra)

Das letzte der sieben Hauptchakren ist das Kronen-Chakra. Es wird durch einen tausendblättrigen Lotus symbolisiert. Die Farbe des Chakras wird entweder als violett oder als strahlend weiß leuchtend dargestellt. Das Chakra befindet sich am Scheitel des Kopfes und wird oft als eine Art Lichtschein über dem Kopf symbolisiert. Körperlich steht es im Bezug zum Großhirn und zur Zirbeldrüse. Die zentralen Themen sind das Heimkommen und die Erleuchtung. Eine Blockade des Kronen-Chakras führt zu einer Ziellosigkeit, die das ganze Leben betrifft. Außerdem fühlen sich Menschen mit blockiertem Kronen-Chakra leicht verunsichert. Wer hingegen über ein ausbalanciertes Kronen-Chakra verfügt, der hat Orientierung und fühlt sich mit dem göttlichen Ursprung verbunden. Diese Menschen haben das Gefühl, dass sie die Welt in ihrer ganzen Fülle verstehen und damit verbunden zu sein.

Das Chakra unterstützen

Das Mantra für das Kronen-Chakra ist das universelle Mantra „OM“. Passende Edelsteine sind der reine Bergkristall und der Amethyst. Düfte sind Weihrauch (Olibanum) und der Duft des Lotus.
Da sich das Kronenchakra bereits außerhalb des Körpers befindet, gibt es keine körperlichen Asanas aus dem Yoga für seine Aktivierung. Vielmehr ist es die Meditation (Padmasana), die auf das Kronen-Chakra wirken kann.

Chakren im Alltag öffnen: Die Meditation

Meditation ist eine tolle Art und Weise mit sich selbst in Kontakt zu kommen, zur Ruhe zu kommen und mit den eigenen Chakren zu arbeiten. Viele Menschen nutzen die Einfachheit und die Wirksamkeit der Meditation. Denn man braucht im Prinzip nichts und kann enorm davon profitieren. Deswegen stellt dieser Abschnitt alles Wissenswerte rund um die Meditation vor. Er beschreibt, wie eine kleine Meditation aussehen kann, wie ein Meditationsplatz gestaltet werden kann und welche Arten von Meditation es gibt.

Die verschiedenen Arten von Meditation

So wie es viele verschiedene Menschen gibt, gibt es viele verschiedene Arten zu meditieren. Es gibt Meditation im Sitzen, Meditation im Liegen und Meditation im Gehen. Es gibt angeleitete Meditation oder Meditation mit einem bestimmten Fokus. Mal geht es um Achtsamkeit, ein anderes Mal geht es um ein bestimmtes Thema oder eben die Aktivierung eines bestimmten Chakras. Und jeder kommt mit einer anderen Art besser zurecht. Mit der Zeit haben sich aber beliebte Richtungen herausgebildet, die hier vorgestellt werden. Zu den bekanntesten Meditationsarten weltweit gehören die folgenden:

- Die buddhistische Metta Meditation. Sie ist auch als Meditation der liebenden Güte bekannt
- Die Dynamische Meditation von Osho
- Die Zazen-Meditation aus dem Zen-Buddhismus
- Die intensive Vipassana-Meditation nach S.N. Goenka
- Die Transzendentale Meditation (Maharishi Mahesh Yogi)
- Meditationen im Kundalini Yoga (Yogi Bhajan)

Die Dynamische Meditation von Osho

Osho (ehemals Bhagwan) stammte aus Indien und war Philosoph sowie Gründer der Neo-Sannyas-Bewegung. Osho war eine sehr polarisierende Person und ist durch sein Leben und Wirken nicht unumstritten. Er hat aber etliche Beiträge zur Fortentwicklung der Meditation geschaffen. Seine Art zu meditieren ist sehr aktiv und dynamisch und spricht dadurch oftmals Menschen aus dem Westen an, die sich mit dem reinen Stillsitzen schwertun. Die dynamische Meditation soll am besten am frühen Morgen auf nüchternen Magen durchgeführt werden. Und man braucht etwas Zeit, denn das volle Programm dauert eine ganze Stunde. Die Meditation kann am besten in der Gruppe durchgeführt werden, denn sie ist intensiv und gerade für Anfänger kann sie überfordernd sein. Deswegen ist es gut einen Lehrer zu haben, der Hilfestellungen geben kann.
Nach Oshos Anleitung beginnt die Meditation damit, zehn Minuten lang schnell zu atmen. In der nächsten Phase dürfen die Meditieren ihren Emotionen freien Lauf lassen und es ist erlaubt und gewünscht, zu Weinen, zu Lachen oder zu Schreien. Dabei sollen sich angestaute Gefühle lösen. In den folgenden zehn Minuten folgt eine Phase des Hüpfens. Während die Teilnehmer hochhüpfen, schreien sie laut „Huh". Der Phase des Auspowerns, folgt eine Phase des Stillstands. Denn auf ein Stopsignal hin, erstarren alle Teilnehmer und stehen für die kommenden 15 Minuten total still und regungslos. Zum Ende tanzen die Teilnehmer zehn Minuten lang ganz befreit und losgelöst.
Diese Methode ist eine sehr intensive Art zu meditieren und sicher nicht für jede Person und jede Lebenslage geeignet. Sie kann aber dazu genutzt werden, Blockaden zu lösen und neue Sichtweisen auf Probleme zu bekommen. Wach und erfrischt ist man nach der Meditation auf jeden Fall. Und auch wer Aggressionen in sich spürt, kann diese Meditation nutzen, um sie abzubauen. Das heißt diese Art der Meditation kann sehr positiv auf das Sakralchakra wirken. Und das Sakralchakra ist es auch, dass am besten auf Bewegung und Aktion reagiert.

Die buddhistische Metta-Meditation

Charakteristisch an buddhistischer Meditation ist, dass die Meditation auf einen ganz bestimmten Inhalt ausgerichtet ist. Im Fall der Metta-Meditation ist dies die Liebe. Aus diesem Grund ist diese Art der Meditation sehr gut geeignet, wenn man mit dem Herzchakra arbeiten will.
Die Metta-Meditation geht direkt auf Buddha zurück und gehört zu den 40 Meditations-Objekten, die er gelehrt hat. Metta bedeutet übersetzt Freundschaft, Mitgefühl oder selbstlose Liebe. Buddha selbst hat die Metta-Meditation in der Metta-Sutta beschrieben.

Die Metta-Meditation ist eine Sitzmeditation und erzielt die besten Wirkungen, wenn sie regelmäßig durchgeführt wird. Buddhistische Mönche meditieren oft stundenlang über Metta. Im Alltag und wenn man es regelmäßig macht, reichen im Prinzip wenige Minuten, um in den Genuss der positiven Wirkung zu kommen. Die Meditation läuft folgendermaßen ab: Wenn man aufrecht mit geschlossenen Augen in einem bequemen Sitz sitzt, schickt man zuerst Mitgefühl und liebende Güte an sich selbst. Dann schickt man diese Güte an Menschen, die einem nahestehen, anschließend an Menschen, die einem nicht mehr ganz so nahestehen und so weiter. Im Zuge der Meditation arbeitet man sich bis zu seinen vermeintlichen Feinden vor bzw. zu Menschen, die einem völlig fremd sind. Das Ziel ist es, dass man am Ende der Meditation ausnahmslos alle Menschen in seine liebende Güte einschließen kann. Und die Wirksamkeit der Metta-Meditation ist auch wissenschaftlich belegt. Studien haben herausgefunden, dass Meditierende insgesamt bessere Beziehungen zu ihren Mitmenschen haben und über sich physisch und psychisch besser fühlen. Denn ein liebevollerer Umgang mit sich selbst und anderen Menschen kann nur positive Auswirkungen haben.

Die Transzendentale Meditation (TM) nach Maharishi Mahesh Yogi

Maharishi Mahesh Yogi wurde in den 1960er als spiritueller Berater der Beatles bekannt. Denn die Bandmitglieder schworen auf seine Techniken. Und seine Technik der Transzendentale Meditation (TM) ist auch heute noch weltweit anerkannt. Das Prinzip dahinter ist einfach, denn das Ziel der TM ist es nicht den Geist zur Ruhe zu bringen, sondern ihn „leicht zu machen“. Dieses „leicht machen“ funktioniert mit Hilfe eines Mantras. Das Besondere daran ist, dass dieses Mantra nicht universell gültig ist, sondern für jeden Übenden individuell ausgesucht wird. Das perfekt auf den Schüler abgestimmte Mantra erhält der Schüler nur von seinem Lehrer. Allerdings ist dies nicht ganz günstig. Ein Kurs in Transzendentaler Meditation kann zwischen 1.500 und 2.000 Euro kosten. Laut der „Maharishi Weltfriedens-Stiftung" verspricht die Teilnahme am Kurs beruflichen und finanziellen Erfolg ein Leben lang. Da die Investition ziemlich groß ist und andere Methoden deutlich günstiger zu erlernen sind, sollte man sich das gut überlegen. Um seine Chakren in Ausgleich zu bringen und zu harmonisieren, gibt es weitaus günstigere Methoden, die sich ebenfalls bewiesen haben.

Die Zazen-Meditation aus dem Zen-Buddhismus

Zen hat sich im Japan des 12. Jahrhunderts formiert und wird als buddhistische Strömung gesehen. Im Westen ist Zen mittlerweile die beliebteste Ausprägung des Buddhismus. Grundprinzip ist die aktive Erfahrung. Denn die Strömung hält nichts von Theorien, starren Dogmen oder festen Strukturen und Abläufen. Dazu passt auch die Zazen-Meditation. Diese Meditation ist eine Sitz-Meditation. Dabei hat der Übende die Augen offen oder halb geöffnet. Allerdings es nicht Ziel der Meditation, aktiv zu schauen. Das Ziel ist es, während der Meditation seinen Geist und seinen Körper aktiv zu beobachten, ohne dabei zu bewerten. Ziel ist die achtsame Wahrnehmung. Auch wenn Gedanken und Gefühle aufsteigen, soll der Übende nicht auf diese reagieren, sondern sie zum Beispiel wie eine Wolke weiterziehen lassen. Eine empfohlene Dauer für die Zazen-Meditation sind 20 Minuten. Im Kloster wird Zazen auch gerne über Stunden geübt. Das reine Sitzen wird aber in der Regel durch Geh-Meditationen unterbrochen. Wie die Metta-Meditation wurde auch der Effekt der Zazen-Meditation in mehreren Studien bewiesen. Bei den Teilnehmern wurde ein reduziertes Stressempfinden sowie eine höhere psychische Stabilität und Ausgeglichenheit beobachtet.

Vipassana – die 10-Tage-Intensiv-Meditation nach S.N. Goenka

Die Vipassana-Meditation stammt aus der ältesten der indischen Schultraditionen, der Theravada-Traditon. Diese Tradition soll von direkten Anhängern Buddhas gegründet worden sein. Die Methode wird – ähnlich wie im Yoga – von Lehrer zu Schüler weitergegeben. Die Vipassana-Meditation wird dabei in einem zehntätigen Kurs gelehrt. Während dieser zehn Tage bleiben die Teilnehmer permanent auf dem Gelände des Instituts oder Ashrams und werden keinen externen Einflüssen ausgesetzt. Während der Zeit ist es weder erlaubt, zu lesen noch zu schreiben. Außerdem dürfen die Teilnehmer keinen Alkohol trinken und sollten Gespräche mit anderen Teilnehmern auf ein Minimum reduzieren. Deswegen ist diese Art der Meditation nur psychisch stabilen Menschen zu empfehlen. Denn keine Ablenkung zu haben, kann für viele Menschen äußert belastend sein. Viele Menschen halten die tagelange Konzentration auf die Meditation nicht aus. Denn die meiste Zeit des Tages sitzen die Teilnehmer in stummer Meditation. Ab und zu wird die Sitz-Meditation von Geh-Meditation unterbrochen. Außerdem gibt es jeden Tag ein Gespräch mit dem Kursleiter, das aber so kurz wie möglich gehalten wird. Das Ziel der Vipassana-Meditation ist die Erleuchtung. Dazu gehört es, alle störenden Gedanken loszulassen und sich damit vom Leid zu befreien. Denn alles Anhaften kann Leid erzeugen. Um dies zu erreichen, müssen sich alle Teilnehmer auf die strengen Kursregeln einlassen und bereit sein, sich zehn Tage lang voll und ganz der Meditation zu widmen. Der zweite große Schritt ist, seine Konzentration nur auf dem Atem zu legen. Ähnlich wie bei der buddhistischen Zazen-Meditation ist der nächste Schritt, seine Gefühle und Gedanken zu beobachten, ohne auf sie zu reagieren. Nach dem Kurs soll täglich weitergeübt werden, um von den langfristigen positiven Effekten zu profitieren. Die Kurse nach S.N. Goenka werden auf Spendenbasis finanziert.

Meditationen im Kundalini Yoga von Yogi Bhajan

Die Kundalini Yoga Meditation ist eine besondere Form der yogischen Meditation. Sie geht auf Yogi Bhajan zurück, der von 1929 bis 2004 gelebt hat. Diese Form der Meditation hat übrigens nichts mit der Kundalini Meditation von Osho zu tun. Die Meditation hat klare Anweisung, denn es geht um einen bestimmten Zweck. Außerdem ist die Dauer bei Beginn festgelegt. Die Dauer kann zwischen 3, 11, 22, 31, 62 und 150 Minuten variieren. Je länger die Meditation dauert, umso intensiver wirkt sie auf Körper und Geist. Kundalini Meditation wird immer durch das Rezitieren von Mantren unterstützt. Die Meditation selbst kann aktiv oder passiv sein. Passiv bedeutet dabei, Meditation im Sitzen, aktiv bedeutet Meditation, die von Bewegungen oder Atemübungen begleitet wird.

Die Gestaltung deines Meditationsplatzes

Im Prinzip kannst du überall meditieren: zu Hause, im Bus, in einer kurzen Pause am Arbeitsplatz oder auf einer Parkbank. Aber gerade als Anfänger empfiehlt es sich, dass du dir zuhause einen Platz dafür schaffst, der ganz der Meditation gewidmet ist. Die wenigsten von uns werden den Luxus haben, sich einen eigenen Raum dafür einrichten zu können. Aber du findest mit Sicherheit eine Ecke oder einen Platz in deiner Wohnung, den du dafür nutzen kannst. Wenn du eine kleine Wohnung hast, musst du vielleicht etwas umräumen oder dir deine Ecke jedes Mal wieder neu aufbauen. Aber es wird sich lohnen. Wichtig ist, dass du dich wohlfühlst und der Platz eine gute Atmosphäre für dich hat. Je weniger elektrische Geräte du in unmittelbarer Nähe hast, umso besser. Denn der Platz sollte frei von Ablenkungen und störenden Einflüssen sein, damit du dich ganz auf dich konzentrieren kannst. Doch, wie gestaltest du nun deine Meditationsecke? Da du in der Meditationsecke am besten für eine Zeit sitzen solltest, solltest du dir eine Decke oder ein Meditationskissen zulegen. Die Kissen gibt es in verschiedenen Größen. Achte also darauf, welche Größe für dich gut ist. Das Kissen oder die Unterlage ist das Wichtigste. Du kannst dir die Ecke aber auch noch verschönern. Gerade in der Arbeit mit Chakren spielen Farben, Klänge, Düfte, Symbole oder Edelsteine eine wichtige Rolle. Deswegen kannst du bewusst mit diesen Elementen arbeiten, wenn du ein bestimmtes Chakra beeinflussen willst. Du kannst dir zum Beispiel eine Duftlampe mit verschiedenen Düften kaufen, Duftkerzen nehmen oder ein passendes Räucherstäbchen anzünden. Sprichst du auf Farben an, dekoriere die Ecke in der jeweiligen Farbe. Manche Menschen haben auch bestimmte Heilsteine oder Figuren in ihrer Meditationsecke.

Das kann ein kleiner Buddha sein, die Figur eines Ganesha, eine schöne Muschel aus dem letzten Urlaub oder ein anderer Glücksbringer, der dir guttut. Auch die Elemente können eine wichtige Rolle spielen und du kannst – je nach Element – einen symbolischen Gegenstand in die Ecke aufnehmen.

Gehe dabei ganz nach Gefühl vor und dekoriere den Platz nach Bedarf um. Manchmal möchtest du vielleicht viele Gegenstände um dich herumhaben, damit es sich heimelig anfühlt. In einer anderen Phase kann es sein, dass du freien Platz um dich herum brauchst und du räumst alles wieder weg. Entscheide, was dir guttut.
Manche Meditierende schwören außerdem auf Meditations-Malas. Das sind Ketten mit 108 Perlen. Das Zählen der Perlen kann helfen deinen Geist zur Ruhe zu bringen oder die Konzentration zu vertiefen.

Auch eine Klangschale gehört bei vielen Menschen zur Meditation dazu. Denn die Töne der Klangschale können dich auf eine ganz bestimmte Frequenz einstimmen und dich anregen oder zur Ruhe bringen. Außerdem ist die Klangschale ein dekorativer Hingucker. Vielleicht hast du sogar eine Schale selbst aus dem letzten Asien-Urlaub mitgebracht und möchtest sie nun benutzen. Für andere ist es nicht der Ton einer Klangschale, sondern eine ganz bestimmte Musik, die sie gerne zum Meditieren hören. Und da gibt es eine große Auswahl von heilende Frequenzen über Meeresrauschen bis hin zu Mantren.

Eine Meditation für Anfänger

Chakren können auf viele verschiedene Arten positiv beeinflusst werden. Eine wirksame und unkomplizierte Art und Weise ist die Meditation. Sie kann genutzt werden, um alle sieben Hauptchakren auszugleichen. Das Ziel ist es dabei die Chakren zu öffnen, von Blockaden zu befreien und die Energie (Prana) zum Fließen zu bringen. Das bringt Heilung und Klarheit. Meditation kann für Einsteiger und Fortgeschrittene eine enorme Wirkung bringen. Wichtig ist, dass jeder seinen persönlichen Zugang dazu findet und seine ganz individuelle Form schafft. Diese Anleitung erklärt Schritt für Schritt, wie du auch als Anfänger einen Zugang zur Meditation bekommst und von den heilsamen Kräften profitierst.

Grundsätzlich ist es wichtig, sich für die Meditation einen schönen und ruhigen Platz zu suchen. Fortgeschrittene schaffen es vielleicht sich an jedem Platt zu versenken und zumindest kurz in die Meditation abzutauchen. Aber gerade für Anfänger ist es wichtig, ganz für sich und ungestört zu sein. Meditation kann im Sitzen oder Liegen erfolgen. Da beim Liegen eher die Gefahr besteht einzuschlafen, empfiehlt sich das Sitzen.

Dazu ist es wichtig sich in einer aufrechten und bequemen Position hinzusetzen. Sitzen in der Meditation soll keine Qual sein. Du sollst nicht in einer unbequemen Position sitzen, um deine Meditation zu fördern. Im Gegenteil: Das lenkt ab. Wichtig ist vor allem, dass du frei atmen kannst. Wenn du eine Position gefunden hast, in der du eine Weile bequem sitzen kannst, schließe deine Augen. Anschließend mache für eine Weile nichts anderes als deinen Atem zu beobachten. Atme vollständig ein und anschließend wieder vollständig aus. Versuche nicht deinen Atem zu beeinflussen. Ist er ruhig und regelmäßig, ist das genauso in Ordnung, wie wenn er heute einmal etwas unruhiger ist. Eine gute Atemqualität kommt automatisch mit der Zeit.

Wenn du für eine Weile deinen Atem beobachtest hast, lenke deine Aufmerksamkeit auf deinen restlichen Körper. Gehe gedanklich durch deinen Körper und versuche aufzuspüren, wo du heute angespannt bist. Versuche diese Anspannungen mit jeder Ausatmung loszulassen. Anschließend konzentriere dich auf die Punkte deines Körpers, die den Boden berühren. Spüre deine Sitzbeinhöcker und dein Gesäß. Spüre, wie die Erde dich trägt. Entspanne dich und genieße das Gefühl, getragen zu werden. Vielleicht vermittelt dir das Geborgenheit und Stabilität. Nun gehe mit deinen Gedanken die Wirbelsäule entlang nach oben bis zu deinem Scheitelpunkt. Versuche zu spüren, wie du zwischen Himmel und Erde eingebettet bist. Der Boden gibt die Kraft und Stabilität und der Himmel gibt die dir Möglichkeit über dich hinauszuwachsen. Spüre, wie sich deine ganz persönliche Energie zwischen diesen beiden Polen bewegt. Vielleicht schaffst du es, zu spüren, welche Bereiche sich besonders harmonisch anfühlen. Vielleicht spürst du aber auch, wo es sich heute schwer oder unruhig anfühlt. All diese Empfindungen sind in Ordnung. Suche dir einen Bereich aus, auf den du dich konzentrieren möchtest. Richte dann die ganze Konzentration auf den Bereich dieses Chakras. Atme einige Male in Richtung dieser Stelle.
Was spürst du? Spürst du ein Gefühl der Unruhe oder der Anspannung? Oder spürst du eine Blockierung? Oder etwas ganz Anderes? Gebe dir die Zeit, alle Gefühle zuzulassen. Bewerte nicht. Versuche ganz fein zu spüren, was in dir los ist. Wenn du das Gefühl hast, dass du genug wahrgenommen hast, versuche dich nun in der Transformation.
Wenn du das nächste Mal einatmest, stell dir vor, dass du reines klares Licht einatmest. Mit der anschließenden Ausatmung verteilst du nun dieses Licht in deinem Körper und besonders an die vorher genannte Stelle. Mache das so lange, wie es heute für dich gut ist. Wenn du deine Meditation beenden willst, nimm noch ein paar ruhige und tiefe Atemzüge. Falte deine Hände vor dem Herzen und öffne, wenn du dazu bereit bist, deine Augen.
Gib dir anschließend noch etwas Zeit, um aufzustehen und in den Alltag zurückzukehren.

Meditation pro Chakra

Jedes Chakra kannst du gezielt mit einer anderen Meditation ansprechen. Dieser Abschnitt erklärt dir deshalb wie.

Wurzelchakra / Muladhara Chakra

Du solltest speziell für dein Wurzelchakra meditieren, wenn du dich physisch erschöpft, lethargisch oder schwach fühlst. Dann kann dir die Meditation helfen, wieder neue Lebensenergie zu gewinnen. Außerdem fühlst du dich danach gelassener, standfester und du wirst ein anderes Bewusstsein für deinen Körper haben.
Bei der Meditation kannst du mit der Farbe Rot arbeiten. Visualisiere dafür einen roten Feuerball am unteren Ende deiner Wirbelsäule und lasse das Licht dieses Balls durch den ganzen Körper strömen.

Sakralchakra / Svadisthana Chakra

Dein Sakralchakra solltest du in die Meditation einbeziehen, wenn du dich matt oder traurig fühlst. Auch wenn du als Frau das Gefühl hast, dass deine weibliche Energie gestört ist, kann es an einer Blockade des Svadisthana Chakra liegen. Bei Aktivierung des Chakras kommt deine Sinnlichkeit und deine Lebensenergie zurück. Und es fördert Lebenslust, Selbstsicherheit und du kommst an dein volles Potential heran.
Die Farbe des Sakralchakras ist orange. Stelle dir aus diesem Grund eine orange Lichtkugel etwa an deinem Kreuzbein vor. Stelle dir vor du würdest Lebensfreude, Sinnlichkeit und Energie einatmen. Lasse anschließend diese Gefühle zusammen mit dem orangen Ball durch deinen ganzen Körper wandern.

Nabelchakra / Manipura Chakra

Wenn du dich nervös oder unruhig fühlst, wenn du merkst, dass sich Spannungen oder Stress in deinem Körper ausbreiten, dann kann dies mit dem Nabelchakra zusammenhängen. Das Nabelchakra wird als der Speicherplatz für deine Lebensenergie (Prana) gesehen. Ist hier alles im Lot, bist auch du in deiner Mitte und strahlst Stärke und Selbstbewusstsein aus.
Um das Chakra zu harmonisieren, stelle dir einen großen gelben Ball vor. Dieser Ball breitet sich aus deinem Nabel heraus in deinem ganzen Körper aus. Atme mit jeder Einatmung neues Prana ein und lasse es beim Ausatmen in deinem ganzen Körper umherströmen.

Herzchakra / Anahata Chakra

Das Herzchakra steht wie kein anderes Chakra für Liebe, Geborgenheit und Mitgefühl. Ist es blockiert, kann dies zu Kummer, Einsamkeit, Verschlossenheit bis hin zur Depression führen. Um Liebe für dich selbst und andere Menschen zu spüren, ist es also wichtig, dass dein Herzchakra offen und harmonisiert ist. Die Farbe das Anahata Chakras ist grün. In der Meditation kannst du dir deswegen eine helle saftige Blumenwiese vorstellen. Während du an diese Wiese denkst, spüre in das Gefühl von Mitgefühl, Geborgenheit und Liebe in deiner Herzgegend. Dieses Gefühl breitet sich anschließend in deinem ganzen Körper aus. Du kannst dir zum Beispiel auch vorstellen, dass du dich in die grüne Blumenwiese hineinlegst und die positive Energie dadurch in dich hineinsaugst.

Kehlkopf-Chakra / Vishudda Chakra

Das Kehlkopf-Chakra steht für Kommunikation und die Fähigkeit sich auszudrücken. Eine Meditation für dieses Chakra ist gut, wenn du dich ärgerst oder aufregst aber auch wenn du dich schüchtern fühlst oder Hemmungen hast. Die Farbe des Chakras ist ein helles Blau. Nutze diese Farbe, indem du dir einen klaren blauen Himmel vorstellst. Visualisiere dieses blau auf der Höhe deines Halses. Denke an Freiheit und Klarheit und lasse diese Klarheit und Freiheit ausgehend vom Hals durch deinen ganzen Körper fließen.

Stirnchakra / Ajna Chakra

Das Strinchakra oder Dritte Auge hilft dir dabei, dich selbst besser zu erkennen und fördert Bewusstsein und auch die Achtsamkeit. Wenn du also merkst, dass du zu schludrig wirst, aber auch nach Macht strebst oder deine Eitelkeit überhandnimmt, meditiere bewusst für das Ajna Chakra. Visualisiere dazu den Bereich zwischen deinen Augenbrauen in deinem dunklen kräftigen Blau. Stell dir dazu einfach den Nachthimmel vor. Lasse genau diese Ruhe und Kraft des Nachthimmels in dich hineinströmen. Lade die Wachheit und Klarheit in dich hinein und verteile diese in der Meditation über deinen ganzen Kopf.

Scheitelchakra / Sahasrara Chakra

Das Scheitelchakra steht für dein höheres Selbst. Wenn es geöffnet ist, kannst du deine ganze Spiritualität nutzen und stehst in tiefer Verbundenheit und im Frieden mit der Welt. Möchtest du dich also mit deiner Spiritualität verbinden, dann nutze dieses Chakra. Die Farbe dieses Chakras ist violett. Stelle dir also eine leuchtend violette Blüte über deinem Scheitel vor. Diese Blüte hat eine kräftige Farbe, ist aber zugleich auch glasklar. Lasse nun dieses warme strahlende und klare Licht von oben durch deinen ganzen Körper fließen und spüre, wie sich die Gelassenheit, Zuversicht, Frieden und Geborgenheit in dir ausbreiten.

Weitere Energiezentren im menschlichen Körper

Oft wird im Zusammenhang mit Chakren auch der Begriff „Energiezentrum" verwendet. Im Prinzip sind alle Chakren (die Hauptchakren, die Nebenchakren und die niederen Chakren) auch Energiezentren. Allerdings gehen Chakren – und dabei vor allem die Hauptchakren – über die Bedeutung eines Energiezentrums hinaus. Denn bei Chakren geht es sehr viel um den Austausch zwischen dem feinstofflichen Körper und der Seele.
Bei den Energiezentren geht es sehr viel um die Verteilung von Prana (Lebensenergie) im Körper.

Neben den Hauptchakren und den Nebenchakren gibt es noch die weiteren Energiezentren im menschlichen Körper. Sie haben allerdings eine untergeordnete Bedeutung.

Die Nebenchakren

Wie erwähnt, gibt es neben den sieben Hauptchakren noch jede Menger anderer Chakren. Dazu gehören auch die Nebenchakren. Die wichtigsten sind:

- Erdstern Nebenchakra
- Nabel Nebenchakra
- Kalpa-Taru Nebenchakra
- Thymus Nebenchakra
- Kinn Nebenchakra
- Gaumen Nebenchakra
- Wangen Nebenchakra
- Nasenwurzel Nebenchakra
- Bindu Nebenchakra
- Soma Nebenchakra

Die Nebenchakren werden – wie die Hauptchakren – bereits in den den vedischen Schriften erwähnt. Die Nebenchakren sind weniger bedeutend da sie auf Spiritualität und körperliche Befinden weniger Auswirkung haben, als die Hauptchakren. Sie sind aber dennoch nicht zu vernachlässigen, da sie für spezielle Fähigkeiten des Geistes verantwortlich sind.
Nebenchakren werden – wie die Hauptchakren – mit bestimmten Farben in Verbindung gebracht. Dabei ist die Farbe eines Nebenchakras durch die benachbarten Hauptchakren bestimmt. Die Farbe des Nebenchakras ist dabei eine Mischung der beiden. Das gleiche Prinzip gilt auch für den individuellen Klang des Nebenchakras.

Niedere Chakren

Niedere Chakren sind eine besondere Form der Nebenchakren. Sie sind dadurch charakterisiert, dass sie unterhalb des Wurzelchakras angeordnet sind. Die niederen Chakren finden ihre Entsprechung in der Natur sowie der Tierwelt und der Pflanzenwelt. Wie schon das Wort „nieder“ suggeriert, sind diese Chakren in vielen spirituellen Richtungen nicht sehr hoch angesehen. Das liegt daran, dass sie mit Instinkten und niederen Gelüsten in Verbindung gebracht werden. Kritiker meinen, dass diese Instinkte und Gelüste bei Aktivierung zu stark werden könnten. Befürworter der Arbeit meinen, dass diese Chakren zu einer ganzheitlichen spirituellen Entwicklung dazu gehören. Denn auch diese Anteile müssen beim spirituellen Weg berücksichtigt werden.

Auswirkung von Chakren auf Sport und Ernährung

Chakren können auch durch die richtige Ernährung positiv beeinflusst werden. Und so gibt es für jedes Chakra Ernährungsempfehlungen oder Ideen, die hilfreich sein können. Chakren sind eng mit Farben verbunden und genau das spiegelt sich auch in den Ernährungstipps für die Chakren wieder. Aus dem Ayurveda kommt zum Beispiel der Begriff „nach dem Regenbogen zu essen“. Das bedeutet, dass sich auf deinem Speiseplan viele verschiedenfarbige Lebensmittel finden sollen. Und das schmeckt auch: Denke an eine saftige Orange, eine süße Brombeere, eine herzhafte Gurke oder den erfrischenden Geschmack von Zitrone und Ingwer.

Ernährungstipps für das Kehlkopfchakra

Das Kehlchakra steht wie kein anderes Chakra für Kommunikation und die Fähigkeit, sich ausdrücken zu können. Das umfasst nicht nur die Kommunikation durch Sprache, sondern auch das Zuhören und alles, was kreative Tätigkeiten beinhalten. Wenn dein Kehlkopfchakra ausgeglichen ist und frei schwingen kann, bist du authentisch und kannst dich so ausdrücken, wie du es möchtest. Ist das Chakra blockiert oder unausgeglichen, hast du Schwierigkeiten, dich zu äußern und das zu sagen, was du wirklich möchtest. Du hast immer wieder Probleme in der Kommunikation mit anderen und das führt dazu, dass du dich unglücklich und gehemmt fühlst. Im schlimmsten Fall führt es dazu, dass dir deine Schüchternheit im Alltag Probleme bereitet oder dass du andere sogar anlügst. Auf der körperlichen Ebene manifestiert sich ein gehemmtes Kehlchakra oft mit einem Kloß im Hals oder dem Gefühl, dass dir etwas im Nacken sitzt oder dir die Kehle zudrückt. Auch Verspannungen des Kiefers oder des Nackens sowie nächtliches Zähneknirschen stehen mit einem blockierten Kehlchakra in Verbindung.
Du siehst also, dass es jede Menge positiver Auswirkungen hat, wenn du ein ausgeglichenes Kehlchakra hast. Die Farbe des Chakras ist ein kräftiges blau. Aus diesem Grund kannst du blaube Lebensmittel zu dir nehmen, um das Chakra zu stärken. Dazu gehören

- Blaubeeren
- Pflaumen
- Kornblumen (z.B. als Dekoration im Salat
- Brombeeren

Und es ist wichtig, dass du viel trinkst. Vor allem warmer Tee oder Suppen sind gut für dein Kehlchakra. Milchprodukte solltest du eher meiden, denn sie belasten die Nebenhöhlen unnötig. Was allerdings wieder positiv ist, sind Obstsorten wie Äpfel, Birnen oder Orangen.
Generell solltest du alle Lebensmittel gut und sorgfältig kauen. Das wirkt sich viel positiver auf dein Chakra aus, als wenn du Speisen hastig hinunterschlingst.

Ernährungstipps für das Solarplexus Chakra

Das Solarplexus Chakra wird passend zum Namen mit der Farbe gelb assoziiert. Das Chakra liegt zwischen dem Nabel und den unteren Rippen. Das Chakra ist also eng mit den Verdauungsorganen verbunden. Aus diesem Grund ist es wichtig, deine Verdauungsorgane zu unterstützen und deine Mitte zu stärken. Das gelingt am besten mit Lebensmitteln, die über längere Zeit verdaut werden. Dazu gehören langkettige komplexe Kohlenhydrate (z.B. aus Kartoffeln). Meiden solltest du hingehen Kohlenhydrate wie Zucker oder Weißmehl. Sie bringen dir nur kurz Energie und lassen dich dann in ein regelrechtes Loch fallen. Das tut Körper und Psyche nicht gut. Der Konsum von Zucker hat viele schädliche Auswirkungen, die sich körperlich und psychisch niederschlagen. Wenn du dagegen auf gute Kohlenhydrate achtest, wirst du die guten Eigenschaften eines ausgeglichenen Solarplexus Chakras spüren. Und dazu gehören Disziplin und Willenskraft, Kontrolle, aber auch ein Gefühl der Freiheit. Denn du übernimmst Verantwortung für dich, für deinen Körper und für dein Tun. Und du kannst auf dein Bauchgefühl vertrauen. Folgende Lebensmittel stärken dein Solarplexus Chakra, da es sich um gelbe Lebensmittel handelt:

- Ingwer
- Ananas
- Mais
- Paprika
- Zitronen
- Bananen
- Süßkartoffeln

Außerdem solltest du genügend Lebensmittel zu dir nehmen, die deine Verdauung unterstützen. Dazu gehören Fenchel und Kümmel, Kamille, Pfefferminze oder Kombucha. Und auch ballaststoffreiche Lebensmittel wie Linsen, Vollkornbrot, Dinkel oder Haferflocken sind gut für das Verdauungssystem.

Ernährungstipps für das Sakralchakra

Das Sakralchakra ist das zweite Hauptchakra. Es liegt im Bereich des Beckens, ganz in der Nähe der Geschlechtsorgane. Deswegen steht es für Sexualität, für Sinnlichkeit sowie für das Weibliche und für das Männliche. Ist das Chakra in Balance, kannst du deine Sexualität ausleben, alles fließt und du fühlst dich liebenswert und begehrt. Du kannst ungehemmt auf das andere Geschlecht zugehen und Sinnlichkeit genießen. Deswegen steht das Chakra auch für alles Sinnliche und auch Essen ist mehr als nur eine bloße Nahrungsaufnahme. Das Chakra wird durch die Farbe orange verkörpert. Deswegen eignen sich u.a. orange Lebensmittel, um dieses Chakra zu stärken und zu harmonisieren. Dazu gehören:

- Orangen
- Karotten
- Kürbis
- Mandarinen
- Pfirsich
- Aprikose
- Süßkartoffeln

Daneben steht die Kokos in engem Bezug zum Sakralchakra und deswegen kannst du Kokosöl, Kokosmilch oder das Kokosfleisch in deine Ernährung einbauen. Wie wäre es zum Beispiel mit einem orangefarbenem Kürbis-Mango-Curry mit Kokosmilch? Und für den kleinen Snack zwischendurch empfehlen sich Kürbiskerne, Sesam oder Sonnenblumenkerne.

Ernährungstipps für das Stirnchakra

Ist dein Stirnchakra (oder dein drittes Auge) im Einklang und Harmonie kannst du klar denken und bist aufmerksam und konzentriert. Außerdem kannst du dich auf deine Intuition verlassen und kannst Visionen für die Zukunft schaffen. Das hilft dir, deine Ideen zu verwirklichen und deinen Träumen zu folgen. Ist dein Stirnchakra hingegen blockiert hast du Vorstellungen, die nicht der Realität entsprechen, hängst Tagträumen nach oder verrennst dich in Überzeugungen. Körperlich kann sich das außerdem in Kopfschmerzen oder Augenproblemen äußern. Auf der psychischen Ebene kann es zu Depressionen oder Panikattacken kommen.
Auch für dieses Chakra gibt es eine Reihe von empfohlenen Lebensmitteln:

- Zitronen
- Apfelsessig
- Kakao (roh)
- Honig
- Knoblauch
- Walnüsse
- Chiasamen

Ernährungstipps für das Wurzelchakra

Ein harmonisches Wurzelchakra gibt dir Erdung und erinnert dich an deine Wurzeln und woher du kommst. Nur wenn dein Wurzelchakra ausgeglichen ist, kannst du dir deiner selbst bewusst durchs Leben gehen. Wenn du also merkst, dass dein Selbstbewusstsein angeschlagen ist und dir das Gefühl von Stabilität und Vertrauen fehlt, dann arbeite bewusst mit deinem Wurzelchakra. Kümmere dich also um deine Basis, indem du dein Wurzelchakra mit gesunder und bewusster Ernährung förderst. Und das Thema der Wurzeln findet sich auch im Bereich der Lebensmittel wieder und zwar beim Wurzelgemüse. Deswegen eignen sich folgende nahrhafte Lebensmittel besonders für dein Wurzelchakra:

- Kartoffeln
- Pastinaken
- Rote Beete
- Karotten
- Zwieblen
- Knoblauch
- Kohlrabi

Aber auch rote Lebensmittel kannst du nutzen, denn rot ist die Farbe des Wurzelchakras:

- Kirschen
- Rote Äpfel
- Erdbeeren
- Tomaten
- Radieschen
- Granatapfel
- Goji Beeren

Zur Abrundung empfehlen sich Bohnen, Nüsse, Eier sowie Sesamöl und Kürbiskernöl.

Wenn dein Wurzelchakra wieder im Einklang ist, fühlst du dich wieder stabil und sicher. Kümmere dich gut, um deine Grundbedürfnisse, denn das ist die Basis.

Ernährungstipps für das Herzchakra

Im Fokus des Herzchakras stehen Liebe und Mitgefühl. Es geht darin, dass du gut für dich selbst sorgen kannst und dich selbst annimmst. Und dann kannst du diese Liebe auch in Beziehungen zu anderen leben. Und diese Liebe und diese Selbstfürsorge beginnt beim Essen. Deswegen ist es wichtig, dass du dich gesund ernährst und nicht nur ungesundes und belastendes Junkfood in dich hineinstopfst.
Die Farbe des Herzchakras ist grün. Deswegen können sich vor allem grüne Lebensmittel gut auswirken. Und grün steht für Frische und Natur. Deswegen können dir folgende Lebensmittel beim Ausgleich des Herzchakras helfen:

- Salat
- Kiwis
- Grüne Smoothies
- Grünes Blattgemüse, wie Spinat oder Grünkohl
- Zuchini
- Frische Kräuter, wie Petersilie, Schnittlauch oder Basilikum

All diese Lebensmittel enthalten von Natur aus viel Chlorophyll und Enzyme. Und diese Stoffe wirken sich positiv auf deinen Körper aus.
Und wie du deinen Körper nähren kannst, so kannst du auch deine Seele nähren, indem du es dir gutgehen lässt. Denn wenn dein Herzchakra im Reinen ist, empfindest du Liebe und Mitgefühl.

Chakren und Sport

Sport ist für viele Menschen Bestandteil des täglichen Lebens. Und Sport kann auch dazu genutzt werden, seine Gesundheit zu erhalten und einen Ausgleich zu schaffen. Sportler haben in der Regel einen guten Zugang zu ihrem Körper. Das kann auch helfen, wenn es um die Arbeit mit den Chakren geht. Wichtig ist dabei oft, die Balance zu halten. Denn gerade Leistungssportler oder Ultra-Ausdauer-Sportler verlangen ihrem Körper zu viel ab. Sie sind diszipliniert, aber oft auch verbissen und gehen über ihre Grenzen.

Das kann zu Blockaden in den Chakren führen und dauerhaft negative Auswirkungen auf Körper und Geist haben. Wer allerdings Sport nutzt, um sich fit zu halten, tut auch seinen Chakren etwas Gutes. Wer zum Beispiel Yoga unter dem sportlichen Aspekt sieht, kann bewusste Asanas üben, die Wirkungen auf bestimmte Chakren haben. Intensive Rückbeugen, wie das Rad oder Bogen aktivieren zum Beispiel das Herzchakra. Sie weiten den Herzraum auf der körperlichen Ebene. Außerdem kann man Yoga wunderbar nutzen, um in den Körper hineinzuspüren. Und am Ende der Stunde kannst du dich in die Meditation versenken und noch einmal auf einer anderen Ebene durch deinen Körper gehen.

Gerade das Wurzelchakra wird durch sportliche Aktivität angesprochen und kann dadurch gestärkt werden.

Energetik im menschlichen Körper

Die sieben Chakren stehen für viele grundsätzliche Themen im Leben. Deswegen ist es auch so wichtig, um ihre Bedeutung zu wissen. Denn die Erfahrungen, die wir im Laufe unseres Lebens machen, schlagen sich nicht selten energetisch in den Chakren nieder. Das können traumatische Erfahrungen mit einer prägenden Wirkung genauso sein, wie alltägliche Situationen und Begebenheiten. Oft nehmen wir gar nicht klar, wie uns diese Kleinigkeiten auf Dauer formen. Wer von klein auf, von seinen Eltern nur geschimpft wurde und in einem Umfeld mit wenig Liebe und Vertrauen aufgewachsen ist, wird wenig Vertrauen ins Leben haben. Wahrscheinlich ist sein Wurzelchakra blockiert. Oder jemand hat – aus welchen Gründen auch immer – ein blockiertes Kehlkopf Chakra. Diese Person nimmt oft wahr, dass ihr oft die Sprache wegbleibt, sie Schwierigkeiten hat sich ausdrücken oder immer wieder auf Kommunikationsprobleme mit anderen Menschen stößt. Die Person kann jedoch bewusst den Weg der Heilung suchen und versuchen ihr blockiertes Chakra zu öffnen. Im besten Fall führt das zu einer deutlichen Steigerung der Lebensqualität. Denn Blockierungen schwächen uns und hindern uns daran, unserer wahres Potenzial zu entfalten und unseren Weg im Leben gut zu gehen. Wer hingegen an seinen Blockaden gearbeitet hat, ist gesünder, befreiter und fühlt sich mehr in seiner Mitte. Das wirkt sich auf private und berufliche Beziehungen, das tägliche Miteinander und deinen Spaß am Leben aus. Arbeit mit den Chakren ist eine Chance, sich mit sich selbst auseinanderzusetzen und nach Wachstum zu streben.

Geistige Heilung durch Arbeit mit den Chakren

Unter geistigem Heilen versteht man einen Heilungsprozess, bei dem es vor allem um den energetischen Ausgleich und die Energieübertragung geht. Für solche Heilungen spielen Chakren eine wichtige Rolle, da die sieben Chakren wichtige Hauptenergiepunkte im menschlichen Körper sind und deswegen ein wichtiger Ansatzpunkt für die Heilung ist.

Diese Heilung kann zum Beispiel durch das Handauflegen durch einen Heiler, durch Fernheilung oder durch die Arbeit mit Chakren geschehen. Dabei geht es darum, einen Heilungsprozess anzustoßen, der anschließend vom Körper und Geist des betroffenen weitergeführt wird. Denn vollkommene geistige Heilung kann nicht von außen stattfinden. Sie kann lediglich Impulse setzen, da der eigentliche Heilungsprozess findet auf einer ganzheitlichen körperlich-seelischen Ebene statt. Dabei gibt es in den allermeisten Fällen einen engen Zusammenhang zwischen Körper, Geist und Psyche. Oft nehmen wir Probleme zuerst auf der körperlichen Ebene wahr, da wir zu ihr einen leichteren Zugang haben als zu unserer Seele. Da Chakren den physischen und den feinstofflichen Körper in Beziehung zueinander setzen, kann die Arbeit mit Chakren die Heilung in beiden Bereichen anstoßen. Das bedeutet, dass sowohl geistige als auch körperliche Heilung möglich ist.

Bei der geistigen Heilung geht es oft um einen Ausgleich von Energie. Dazu muss man in der Lage sein, offen für Energien zu sein. Dies erreicht man zum Beispiel durch regelmäßige Meditation oder durch das Praktizieren von Yoga. Aber auch eine Einweihung in die Kunst des Reiki ermöglicht es Energien zu harmonisieren und auszugleichen.

Wie funktioniert nun die geistige Heilung in Bezug auf die Chakren? Chakren sind unsere Energiezentren. Man kann sie sich als runde Räder oder Blüten vorstellen, die sich permanent drehen. Während sie sich drehen, nehmen sie Energien auf und ab. Diese Energie bezeichnet man als Prana (oder Chi oder Ki). Die Chakren verteilen diese Energie anschließend über die Nadis (das sind die Energiekanäle) im ganzen Körper weiter. Bei diesem Prozess kann es zum Ungleichgewicht kommen. Wenn man zum Beispiel dauerhaft in einer hektischen, gestressten und ungesunden Umgebung ist, nimmt man diese Energie in sich auf. Das kann zu Störungen der Chakren führen. Wenn ein Kind zum Beispiel in einem Elternhaus aufgewachsen ist, dass von Anschuldigungen und Streit geprägt war, hat es oftmals eine Blockade des Wurzelchakras, da ihm die Stabilität und das Grundvertrauen aus dem Elternhaus fehlt. Das kann sich in Beschwerden des unteren Rückens oder anderen Problemen äußern.

Das geistige Heilen kann hier einen wichtigen Impuls geben. Die eigentlichen Heiler in diesem Prozess sind Liebe und Vertrauen. Dabei muss der „Patient" in der Lage sein, diese Liebe auch anzunehmen und in sich aufzunehmen. Aus diesem Grund beginnen viele Heilungen mit der Stärkung des Herzchakras. Denn nur wer Liebe für sich empfinden kann, wird dauerhaft heilen können. Dabei darf das geistige Heilen nie mit einer Wunderheilung gleichgesetzt werden. Geistiges Heilen kann immer nur Impulse setzen. Und da diese Impulse oft aus einer anderen Richtung kommen können, können sie für den „Patienten" als Wunder gesehen werden. Damit es aber zu einer dauerhaften Verbesserung kommen kann, sind oft etliche Sitzungen nötig.
Ein Erfolg hängt ganz oft vom Zusammenspiel zwischen Heiler und Klient ab. Der Klient muss offen sein und der Heiler muss sich den Heilenergien öffnen können. Und der Heiler muss durch seine Intuition oder Erfahrung in der Lage sein, an das Hauptproblem des Klienten heranzukommen.
Das ist natürlich die Außenperspektive. Wer einen guten Zugang zu sich und seinen Energien hat, kann natürlich auch selbst mit seinen Chakren arbeiten. Dazu gibt es viele Hilfsmittel. Symbole, Düfte, Farben. Klänge und Mantren können dabei unterstützen. Und diese Hilfsmittel kann der Heiler wie auch der „Patient" selbst zur Unterstützung anwenden.
Bei geistiger Heilung kann man nichts erzwingen, denn das würde zu weiteren Blockaden führen. Bei Heilung ist es immer wichtig, dass Energie frei fließen kann. Denn es gibt bereits genug Blockaden in uns allen.

Schlusswort

Die Vorstellung der Chakren und der geistigen Heilung ist ein wichtiges Konzept in der Esoterik und im Bereich der Feinstofflichkeit. Dieser Beitrag hat hoffentlich die wichtigsten Prinzipien rund um das Thema Chakren, Energieflüsse, geistige Heilung und Meditation erklärt. Mit der Chakren-Arbeit ist es möglich viele Probleme im Alltag zu lösen, und zu einem glücklicheren, selbstbewussteren und erfüllteren Leben zu finden. Wie das der Einzelne macht, ist ihm völlig freigestellt. Während die eine Person über Meditation einen Weg findet, ist es für den Anderen vor allem Yoga mit sportlicher Ausrichtung und wieder ein anderer reagiert vielleicht positiv auf Edelsteine, Farben Gerüche oder Klänge. So individuell die Menschen sind, so individuell sind auch die Zugänge zu den Chakren. Hervorzuheben ist allerdings, dass Meditation definitiv ein Weg ist, um sich zu konzentrieren und zu fokussieren und ein entspanntes und gelasseneres Leben in Fülle zu leben.

Kontakt: Anthony Filipiak, Christinenstr. 14, 40880 Ratingen
Covergestaltung: Autor Richards Coverfoto: shutterstock.com

Printed in Poland
by Amazon Fulfillment
Poland Sp. z o.o., Wrocław

92088868R00026